IVᵉ CONGRÈS INTERNATIONAL

d'Assainissement et de Salubrité de l'Habitation

ANVERS 1913

Compte-rendu des Travaux

PAR

M. F. MARIÉ-DAVY [1]

Il convient tout d'abord de signaler l'accueil particulièrement cordial reçu à Anvers par la Délégation Française tant de la part de la Municipalité que du Bureau du Congrès et des personnalités belges y assistant.

Le Congrès lui-même, auquel prit une part assidue M. le Consul général de France, fut un succès pour nos compatriotes dont les résolutions ont été presque généralement adoptées et qui ont eu une part prépondérante dans les discussions.

Du programme un peu spécial, en raison de la situation d'Anvers comme port de mer, se sont dégagées un certain nombre de résolutions intéressantes.

Enfin par son influence dans les discussions et par les décisions mêmes du Congrès, la Commission permanente, dont le Bureau est français, comme l'origine, a vu sa situation consacrée une fois de plus et fortifiée.

---

1. Lu à la séance de la *Société Française d'Hygiène* du 12 Novembre 1913.

Le Congrès comprenait quatre groupes de questions :

I. — Hygiène de l'Emigrant.
II. — Hygiène Coloniale.
III. — Hygiène des Ports et des Navires.
IV. — Extension des Villes et Expropriation pour cause d'insalubrité publique.

Ces diverses questions ont été traitées en séances générales, ce qui a donné plus d'ampleur à la discussion, en permettant à tous les Congressistes d'y prendre part, mais a peut-être moins permis d'étudier et de mettre complètement au point les résolutions votées.

I. — Hygiène de l'Emigrant

Le programme du Congrès comprenait seulement l'étude du *logement* : en chemin de fer, dans les ports d'embarquements, sur les navires.

Le premier point — chemin de fer — a été envisagé par M. Venescœn, Commissaire du Gouvernement belge pour l'Emigration à Anvers. Son rapport, critique assez sévère des errements actuels, s'élève tout particulièrement contre le peu de facilités données en Russie aux émigrants quittant l'Empire par voie ferrée et sur l'emploi en Allemagne à leur intention de voiture de 4ᵉ classe.

Le second point — logement dans les ports d'embarquement — a donné lieu à un travail important de M. Daman, médecin du Service de l'Emigration à Anvers, sur la nécessité d'une réglementation spéciale des Hôtels pour émigrants, sur l'utilité de pourvoir ces hôtels de salles communes pouvant contenir tous les émigrants qui y sont logés d'éviter la surpopulation et demandant que l'on étudie la création de caravansérails et l'organisation d'une surveillance sanitaire des émigrants et la création d'un Comité de surveillance permanente.

Sur le troisième point — logement à bord des navires — deux rapports ont été lus : M. Brees, médecin du Service de l'Emigration à Anvers, a exposé les conditions d'habitabilité que devaient remplir, suivant lui, un navire pour émigrants : cubage, aération, température et humidité, couchage, éclairage, naturel et artificiel, installations sanitaires, salles de bains, salle à manger, pont couvert, salle de bagages, etc., etc. Ses conclusions tendent à la création d'une Commission permanente internationale devant établir une réglementation générale du transport des émigrants. M. le Docteur Léon Bertrand, chef du Service de bactériologie et d'anatomie pathologique des hôpitaux d'Anvers a repris la même question surtout au point de vue de la viciation de l'air et de l'odeur nauséabonde que présentent les locaux affectés aux émigrants sur les navires, d'où nécessité d'une meilleure aération de l'entrepont et d'une meilleure hygiène corporelle des émigrants.

Enfin, M. le Docteur Borel, directeur de la 2e circonscription sanitaire maritime, au Havre, tout en traitant plus spécialement du logement dans les ports d'embarquement, a résumé toute la question dans une véritable conférence très écoutée et dont les conclusions ont été entièrement approuvées. En raison de leur situation spéciale, des conditions mises à leur admission par certains pays, de la possibilité de transmission par eux, de maladies épidémiques comme le choléra, la peste, etc., la question des émigrants est éminemment internationale et il est nécessaire qu'une entente internationale en assure la réglementation. Quant à leur logement à terre, il ne faut pas oublier qu'ils peuvent provenir de pays contaminés par les maladies citées plus haut et que, dès lors, il peut devenir nécessaire de transformer en véritables lazarets les locaux où ils sont logés ; cela est impossible pour des hôtels disséminés dans la Ville.

Il est donc préférable de créer pour eux des hôtels spéciaux situés en dehors de la Ville.

A la suite de ces rapports, et sur la demande de M. le Docteur Borel, une sous-commission étudia les différents vœux des rapporteurs et sur ses conclusions le Congrès adopta les vœux suivants.

Le Congrès, après avoir entendu la lecture des divers rapports qui lui ont été présentés sur la question de l'émigration envisagée sous ses différents aspects, estime que les conclusions successives formulées par les Rapporteurs, constituent un ensemble qu'il est utile de réunir dans une vaste conclusion générale de la discussion.

Les points qu'il importe de signaler à l'attention

des gouvernements dans la question de l'Emigration sont les suivants :

I. — Il est désirable que les gouvernements intéressés à des titres divers au transport par voie de terre des émigrants — pays d'origine ou pays de transit — étudient une réglementation pour le transport de ces individus par voie ferré : aménagement des wagons, éclarage, aération, water-closets, distribution d'eau potable, vitesse des convois, désinfection après usage, organisation et désinfection de stations spéciales sises aux divers embranchements ou points d'arrêt. Il serait également à souhaiter que les trains fussent accompagnés d'une feuille de dénombrement des individus, sur laquelle pourraient être notés éventuellement les incidents sanitaires survenus au cours de route. Cette feuille suivrait le convoi depuis son origine jusqu'à sa dislocation.

II. — Il y a lieu d'unifier les réglementations sur le transport par mer des émigrants : cubage des entreponts, aération, coffres à médicament, etc., qui diffèrent actuellement suivant les gouvernements. Elles pourraient être ramenées à un type uniforme, valable dans tous les ports et pour tous les émigrants, à quelque nationalité qu'ils appartiennent. De même, il est nécessaire d'arriver à une entente commune au sujet du service médical à bord des navires d'émigrants, tant avant l'embarquement de ces individus que pendant la durée du voyage, de manière à éviter l'intervention successive ou l'embarquement simultané de plusieurs médecins de diverses nationalités.

III. — On recommande aux ports de transit d'étudier la question du logement des émigrants pendant leur séjour dans les ports d'embarquement. Ici, la réglementation ne saurait être uniforme, car il faut tenir compte tout à la fois de la provenance plus ou moins suspecte des émigrants, de leur nombre, de la durée de leur séjour et de la topographie des villes. Cependant, le logement des émigrants dans des campements situés en dehors des agglomérations, quand il peut être adopté, représente une des solutions les meilleures au point de vue prophylactique.

IV. — Il est urgent d'examiner la question des émigrants repoussés des pays d'outre-Atlantique — trachomateux, tuberculeux, contagieux divers, aliénés — de façon à assurer le retour rapide de ces malades vers leurs pays d'origine.

Mais le Congrès ne peut oublier ou méconnaître que cette question de l'émigration, dans un sens aussi général, met en jeu des intérêts commerciaux très considérables et respectables. C'est ainsi qu'il est impossible pour un pays de régler cette importante question sur son propre territoire, et ses propres navires, tant que ses voisins ne le suivront pas sur la même voie. La nation initiatrice se placerait d'elle-même en mauvaise posture par rapport à ses concurrents dans le même trafic.

Après avoir étudié la question de l'émigration sous tous les aspects indiqués plus haut, le Congrès émet vœu :

Qu'il soit réuni une conférence internationale, comprenant des délégués diplomatiques, médicaux, administratifs et commerciaux, conférence ayant pour but de rédiger une codification internationale de l'émigration en la suivant depuis son point de départ jusqu'au port de débarquement définitif.

II. — Hygiène Coloniale

Ce sujet n'a donné lieu qu'à un seul rapport de M. le lieutenant Rinquet, du 6e régiment d'infanterie, à Anvers, et chef de l'ancienne enclave de Lado (Nil). Ce rapport, très documenté et fait par un homme compétent, ne s'est pas maintenu dans le cadre du Congrès et a envisagé toute l'hygiène coloniale, travail, nourriture, eau potable, matériel, maladies, etc. Le chapitre le plus important, celui de l'habitation, a exposé les règles qui doivent présider à la construction d'une habitation coloniale, choix de l'emplacement, exposition, matériaux, voisinage, plantations, en ce qui concerne exclusivement les pays tropicaux. Les conclusions représentaient tout un code d'hygiène coloniale tropicale. Le Congrès ne pouvant entrer dans ces détails spéciaux applicables à une colonie et non aux colonies en général, a émis le vœu :

« Que les Gouvernements étudient les conditions qui doivent régir l'hygiène de l'habitation coloniale. »

III. — Hygiène des Ports et des Navires

Ces deux questions ont été envisagées par les différents rapporteurs, sous différents aspects dont quelques-uns ne rentraient que peu dans le programme du Congrès.

M. Verschuren, Directeur du Service de la propreté publique de la Ville d'Anvers, a étudié le problème de l'évacuation des matières usées. Il a exposé en détail le système employé à Anvers et a affirmé que les fosses fixes y fonctionnent de façon tout à fait satisfaisante pour l'hygiène et fructueuse pour les finance municipales. Tout en reconnaissant les avantages du tout à l'égout, il a émis l'opinion qu'on devait commencer à l'appliquer aux nouveaux quartiers des Villes et ne l'étendre qu'avec prudence aux parties anciennes.

M. le Docteur Michael Korbuly, chef des Kônilg, ungarischen Versuchsstation für Fischiologie und schmutzwâsserreiningung, reprit la même question dans ses rapports avec la pollution des cours d'eau. Bien que ce travail fût quelque peu en dehors des attributions du Congrès, l'assemblée crut devoir suivre l'auteur en adoptant ses conclusions, pour :

« Que les Gouvernements forment un Comité professionnel international, ayant pour but de réglementer la question de la sauvegarde de la propreté des cours d'eau, et, comme suite, de réglementer par un accord international, celle de l'épuration des eaux usées. »

La très importante question des maisons de marins a suscité deux rapports, l'un belge, de M. de Deken, médecin du Royal Sailors Home, d'Anvers, l'autre, italien, de M. Paratore, député. Ces deux auteurs ont exposé au Congrès le fonctionnement et les excellents résultats obtenus d'une part par les Sailors Home en Belgique, d'autre part, en Italie, par l'œuvre de la « Casa della gente di mare », due à l'initiative d'un syndicat maritime. M. de Deken a fait suivre son exposé de quelques critiques de détails et a présenté au Congrès une liste de conditions à imposer aux maisons de marins, dont l'ensemble a été adopté.

I. — Il faut multiplier le plus possible le nombre des Maisons de Marins, et faire en sorte d'y intéresser les corporations de marins.

II. — Il faut employer tous les moyens pour y entraîner le plus de marins possible, tant par les prix modérés du séjour, que par les attractions et distractions que les hommes y trouveraient. L'exploitation devrait se faire sans idée de bénéfice, et, si ce dernier existait, il faudrait en faire un fonds de réserve, à employer plus tard à l'érection d'un asile pour vieux marins.

III. — Tâcher d'obtenir de nos gouvernements respectifs une tutelle suffisante pour les hommes de mer, de façon à empêcher les logeurs de marins de tenir un débit de liqueurs, et ne pas permettre aux teneurs de bars, de loger des marins.

IV. — Réserver dans les sailors'homes, des chambres pour les sinistrés de la mer, qui doivent quitter les hôpitaux dans un état ne leur permettant pas de prendre la mer.

V. — Installer dans les différentes maisons de marins, un service de désinfection et un service gratuit de douches et de bains.

Enfin, dans un travail échappant totalement à la compétence du Congrès, MM. Peixoto, professeur à la Faculté de Médecine de Rio-de-Janeiro, et Conto, directeur des services de prophylaxie et de désinfection, ont étudié les mesures préventives contre l'introduction des maladies contagieuses exotiques.

Sur la question du logement des marins à bord des navires, M. J. Howards Jones, M. D., D. Sc., médical officer of health a entretenu le Congrès des conditions hygiéniques que présentent actuellement ces locaux à bord des navires des différentes nations. De cet état de choses, il a conclu à la nécessité d'une entente internationale et a demandé à la Commission permanente de prendre l'initiative d'une conférence internationale sur ce sujet. Le Congrès a décidé en outre, de renvoyer la question à la Commission permanente pour être portée au programme d'un prochain Congrès.

Des détails très complets ont ensuite été donnés par M. Otto Jarte, de Stockholm, sur un projet de législation nouvelle relatif au logis de l'équipage à bord des navires marchands suédois. D'après ce projet, le cube minimum exigible sera de 3,6 mètres cubes par tête, avec 1,4 mètre carré de superficie, pour les navires jaugeant plus de 300 tonnes, tandis

que la loi existante (arrêté royal de 1894), n'exigeait
que 2,04 mètres cubes. L'avant-projet actuel est la
conséquence d'une vaste enquête faite par les soins
d'une Commission royale.

Deux autres travaux, l'un du professeur Léone Ses-
tini, médecin-major, directeur du laboratoire de bactériologie de l'hôptal militaire de la Spezia, sur la
stérilisation de l'eau de boisson par l'ozone, l'autre,
de M. le Docteur Louis Brees, sur l'hygiène indivi-
duelle des officiers et des marins, ont été écoutés par
le Congrès, bien que n'ayant que des rapports éloignés
avec le Congrès.

IV. — Extension des Villes

La discussion a malheureusement été écourtée sous
le prétexte qu'elle devait être reprise au Congrès de
la Haye, néanmoins d'intéressants rapports ont été
présentés.

M. X. Gyselynck, directeur du Service des Propriétés Communales de la Ville d'Anvers a tout d'abord
entretenu le Congrès de l'aménagement des Villes au
point de vue du logement des ouvriers. Il s'est étendu
sur la nécessité de ne pas éloigner ceux-ci des envi-
rons de leur travail et sur la difficulté de trouver dans
ces conditions, les terrains nécessaires à la construction de locaux salubres en quantité suffisante ; il a
parlé ensuite de la solution qui consiste pour les
Villes, à faire construire en régie directe où par la
constitution de sociétés de construction, il a, en
terminant, préconisé notamment : l'extension des
attributions des Comités de patronage ; la constitution
de Sociétés nationales de construction d'habitations à
bon marché, auxquelles on donnerait la faculté d'ex-
proprier par zones.

M. Charles de Gronckel, inspecteur d'hygiène,
secrétaire du dispensaire anti-tuberculeux d'Ixelles, a
présenté ensuite un travail intitulé : logements ouvriers existants et logis de demain. Prenant exemple
de certains quartiers de Bruxelles, l'auteur a fait
d'abord un tableau très sombre des logements occu-
pés par les ouvriers dans les Villes. Ensuite, parlant
de ce qu'il conviendrait de faire, il a commencé par
se déclarer opposé à l'édification de vastes maisons
collectives, genre casernes. Selon lui, on doit favoriser surtout l'exode à la campagne, au voisinage de

la Ville et la constitution de cités jardins. Il conclut en demandant : une étude rationnelle du plan des Villes, la démolition des quartiers ouvriers .trop denses, la création de cités jardins, la constitution d'intérieurs d'aspect agréable et artistique, la formation de coopératives ouvrières de construction.

Sur la même question, MM. 'Paul de Héem, ingénieur principal des Ponts et Chaussées, et M. André de Ridder, secrétaire et secrétaire adjoint de la Commission d'études pour l'aménagement de l'agglomération anversoise, ont développé des considérations sur : la cité jardin et l'hygiène urbaine. Eux aussi, après avoir exposé les conditions que doit remplr une bonne habitation populaire : salubrité, esthétisme, cube d'air, bon marché, situation autant que possible à la campagne, ont indiqué comme solution la création de cités jardins ; mais, ne se dissimulant pas les difficultés considérables, ils ont conclu en demandant aux Municipalités de concourir à la réalisation de ce projet en réservant les terrains nécessaires dans leurs plans d'entension et en' invitant les Gouvernements et les Administrations publiques à prêter leur concours le plus large à ceux qui entreprennent l'amélioration des logements ouvriers.

Comme suite à ces rapports, le Congrès a adopté les vœux suivants :

Le Congrès émet le vœu de voir les pouvoirs publics favoriser par tous les moyens possibles la construction d'habitations à bon marché, sous toutes les formes et notamment par la reviionsldaoinsdrétuuu formes et notamment par la revision des dispositions légales surannées qui font obstacle à la réalisation du concept moderne de l'habitation à bon marché;

De voir étudier le plan d'une ville ou d'une commune entière, comme cela se fait en Amérique, et ne pas continuer à construire sans méthode, au hasard des circonstances et des fantaisies individuelles, sans tenir compte des besoins de l'homme. des villes qui devront être démolies tous les cent ans pour cause d'insalubrité ;

De voir assainir les quartiers à population trop dense ;

De voir créer aux portes des villes et des faubourgs des cités jardins constituées par des maisons à petit loyer répondant à leur destination réelle, sans luxe,

sans superfluité, mais permettant à profusion l'entrée
d'air et de lumière dans les places ;

De voir créer des moyens de communication faciles
et économiques, reliant le logement à l'usine ou à
l'atelier ;

De voir les pouvoirs publics prêter leur concours
le plus large à tous ceux qui voudront tenter un
effort en vue de l'amélioration de l'habitation en
général.

EXPROPRIATION POUR CAUSE D'INSALUBRITÉ PUBLIQUE

Ce sujet a été traité seulement par un Français,
M. Henri Talamon, avocat au Conseil d'État et à la
Cour de Cassation, membre du Conseil judiciaire de
la Chambre syndicale des propriétés immobilières de
la Ville de Paris et de l'Union de la Propriété bâtie
de France. Ce rapporteur, dont le choix, fait par la
Commission permanente, montre que l'entente avec
les représentants des propriétaires, commencée au
Congrès de Genève en 1906, a porté ses fruits, a présenté un travail très documenté, inspiré des idées
préconisées par la Commission permanente française.
Après un historique de la question, et un rappel des
grandes lignes du projet de loi Siegfried, modifié par
M. Honnorat, l'auteur, s'appuyant sur les décisions
des Congrès antérieurs, notamment sur celles du
Congrès de Genève, et sur les travaux de la Commission permanente française d'assainissement de l'habitation en 1912-1913, a terminé son rapport en pro-
posant le vote du vœu suivant, que le Congrès ratifia
de son vote :

« Le Congrès :

« Considérant que nul ne peut être contraint de
céder sa propriété si ce n'est pour cause d'utilité
publique et moyennant une juste et préalable indem-
nité ;

« Considérant que l'expropriation des immeubles
insalubres est une œuvre d'utilité au premier chef ;
qu'elle doit être poursuivie non seulement en s'atta-
quant aux îlots insalubres, mais même en s'atta-
quant individuellement aux immeubles insalubres
compris dans des constructions saines ;

« Considérant qu'il est nécessaire de faciliter l'exé-

cution des travaux d'assainissement en n'évaluant
les immeubles expropriés qu'en tenant compte du
montant de la dépense qu'entraîneraient les travaux
nécessaires pour les remettre en état de salubrité ;

« Considérant, d'autre part, qu'il est indispensable
de fournir aux habitants des immeubles expropriés
des habitations salubres à petits loyers sur l'emplacement des immeubles expropriés ou dans leur voisinage immédiat ;

« Emet le vœu que les lois à intervenir tiennent
compte de ces différentes nécessités. »

Enfin, M. Augustin Rey, membre du Conseil supé-
rieur des habitations à bon marché, a fait au Congrès
une intéressante conférence sur l'extension méthodique
et rationnelle des Villes en tenant compte des nécessités locales, du climat, de la configuration du ter-
rain, etc.

Puis, M. le Docteur Christiani, directeur du Service
d'hygiène de Genève, sous le titre habitation et tuberculose, a exposé les travaux du Service d'hygiène qu'il
dirige et montré de très intéressantes statistiques rela-
tives aux rapports de la tuberculose avec les conditions d'habitabilité des immeubles.

A la demande du Comité de l'Exposition du travail
à domicile, ouverte à Anvers à cette époque, le Congrès chargea ensuite la Commission permanente de
soumettre aux délibérations du prochain Congrès la
question du travail à domicile.

*
* *

Enfin, pour être complet, disons que le Congrès, en
séance d'ouverture, après lecture d'un rapport présenté par le Secrétaire général de la Commission permanente résumant l'œuvre des précédents Congrès,
avait adopté les résolutions suivantes :

Le Congrès émet le vœu :

« Que, pour que les Congrès successifs forment une
« suite logique et un ensemble raisonné, leurs comi-
« tés, d'accord avec la Commission permanent, s'ins-
« pirent pour élaborer leurs programmes, de l'œuvre
« déjà accomplie, pour la compléter méthodiquement
« sans retours inutiles en arrière. »

« Que les vœux déjà acquis ne soient pas repris,
« sous une forme analogue ou différente, sans que le
« Congrès soit appelé à se prononcer expressément
« sur la nécessité de ce rappel ou de cette modifica-
« tion. »

« Qu'une entente intervienne, afin que les Congrès
« d'Assainissement et de Salubrité de l'Habitation et
« des Habitations à bon marché se maintiennent
« autant que possible dans leurs attributions respec-
« tives, et que l'étude des questions qui intéressent les
« deux groupements et ne peuvent être disjointes, se
« fasse d'un commun accord, soit dans une assemblée
« commune, soit par voie de consultation successive. »

Imp. de Vaugirard. — H.-L. MOTTI, dir., 12-13, impasse Ronsin, Paris.

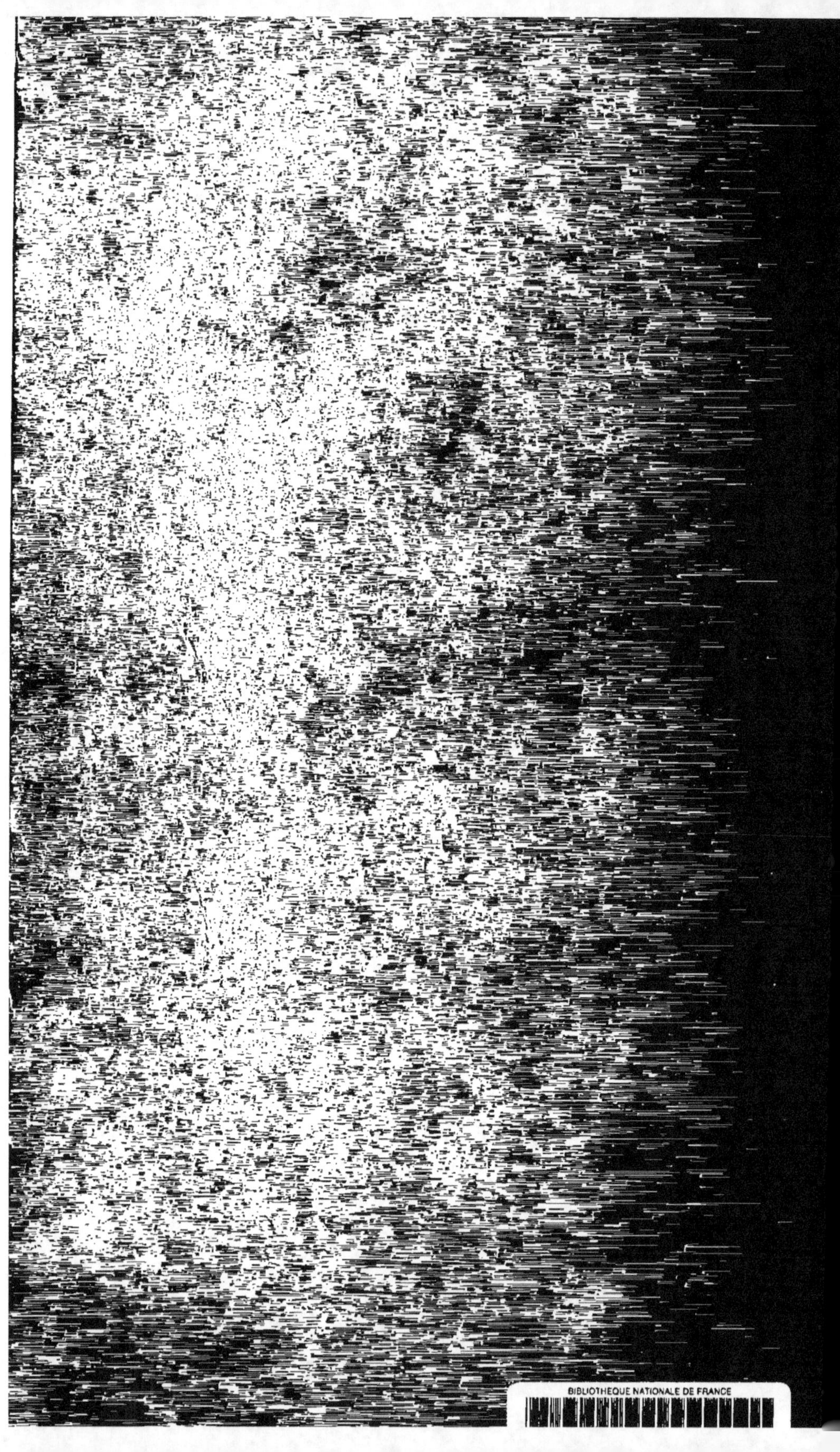
BIBLIOTHEQUE NATIONALE DE FRANCE

www.ingramcontent.com/pod-product-compliance
Lightning Source LLC
Chambersburg PA
CBHW070720160726
47998CB00025BA/1441